ご挨拶
サッカーを愛する人のいのちを大切に守るために

　サッカーは、世界中の至る所で老若男女を問わずにプレーされていますが、それはプレーすること自体が楽しく、健康にも良いと考えられているからです。一方で、スポーツにけがは付きものというように、サッカーもその例外ではありません。そのため、スポーツ医学は「けがの治療」を中心に進歩してきましたが、近年では治療より予防が重要視されています。予防が重要視されるもう一つの背景としては、ピッチ上での突然死の問題があります。

　2003年6月、カメルーン対コロンビア戦のピッチ上で、カメルーンのフォエ選手(28歳)は心臓発作で倒れ帰らぬ人となりました。国際サッカー連盟(FIFA)はピッチ上での突然死を予防するため、メディカルチェックを義務化しましたが、2016年5月、海外でプロサッカー選手2名が2日続けてピッチ上に倒れ、メディカルチェックだけでは突然死は予防できないこと、そして、ピッチ上での救命処置がいかに重要かを再認識させられました。日本サッカー協会(JFA)は、ピッチ上の安全を確保するため、国内トップチームのトレーナーに対して、BLS(Basic Life Support：一次救命処置)講習会の受講を義務化しました。

　また、ピッチ上での死亡事故としては、熱中症も問題視されています。JFAは熱中症対策として、2016年3月に「熱中症対策ガイドライン」を策定しましたが、このガイドラインでは暑さ指数(WBGT)が31℃を超えた場合、ピッチサイドに「医師、看護師、BLS資格保持者のいずれかを常駐させる」ことを義務化しました。救命救急の現場において最も難しいことは、いのちを救いたいという思いを行動に移すことかもしれませんが、BLS講習会での経験は、必ずその勇気を持たせてくれるはずです。

　この「スポーツ救命講習会テキスト」は、より安全なピッチづくりを目指してつくられましたが、同時に、いのちの尊さ、いのちを守る勇気を感じとっていただけましたら幸いです。

日本サッカー協会医学委員会 委員長　池田　浩

序
多くの人たちがスポーツを安全に楽しむために

　1991年に「救急救命士法」が制定され、医療機関に傷病者が搬送される前に、救急救命士による処置が開始されるようになりました。筆者が所属する救命センターには、ラピッドカー（RC）が配備されており、医師や看護師を乗せたRCが現場に向かい、現場で処置や治療を開始することができます。これからはドクターヘリやRCなど病院へ搬送する前の医療が益々発展していくものと思われます。

　それでも筆者らが現場に出動し、窒息や突然の心停止、大けがの傷病者を前にして思うことは、「もう少し早く対処できていれば、もっと早くAEDが作動していれば尊い命を救うことができたかもしれない」ということです。医師や救急隊が現場に着く前に胸骨圧迫を行ったり、AEDを作動させたり、応急処置ができるのは、救急救命士やRCのクルーではなく、本書を読まれている皆さんなのです。

　我が国では、2004年7月より、医療従事者でなくともAEDを使用することができるようになり、AEDはこの10年足らずの間で急速に普及してきました。しかし、2011年サッカー元日本代表の松田直樹選手の事例をはじめ、同じような事例はサッカーや野球などのスポーツで過去にも数多く報告されています。どの事例も現場でAEDが速やかに使用されていたら救命できた可能性があります。

　本書では、胸骨圧迫やAEDの使用法について説明していますが、スポーツの現場でよく経験する応急処置が必要な他の傷病（脳振盪、熱中症など）についても解説しました。また、アナフィラキシーショックや窒息などは、直接スポーツの現場で経験することは少ないかもしれませんが、医師が診る前に読者の皆さんが症状などについて知っておけば、対応の仕方が違ってくると考え記載しました。

　最後に、本書を読まれた皆さんが、スポーツを通して生じるさまざまな傷病に対して、正しい知識を学ばれ、救急隊や医師が現場にいなくても適切な応急処置が躊躇なくでき、多くの人たちがスポーツを安全に楽しむことができるようになることを切望してやみません。

スポーツ救命プロジェクトリーダー　田中　裕

◎日本サッカー協会　スポーツ救命プロジェクトメンバー[※1]　一覧

■リーダー　　田中　裕　　順天堂大学浦安病院　救急診療科
■メンバー　　大橋洋輝　　東京慈恵会医科大学　脳神経外科
　　　　　　　岡本　健　　順天堂大学浦安病院　救急診療科
　　　　　　　島田和典　　順天堂大学　循環器内科
　　　　　　　武田　聡[※2]　東京慈恵会医科大学　救急医学講座
　　　　　　　谷　　諭　　東京慈恵会医科大学　脳神経外科
　　　　　　　福島理文　　順天堂大学　循環器内科
　　　　　　　古家信介　　大阪市立総合医療センター　救命救急部
　　　　　　　松田　繁　　順天堂大学浦安病院　救急診療科

（敬称略、五十音順）

※1　2016年7月14日　日本サッカー協会第8回理事会にてBLSプロジェクトとして承認
　　　2017年4月17日　日本サッカー協会スポーツ救命プロジェクトに改称
※2　2017年4月17日　就任

1 スポーツの最中に心臓が止まってしまったら…!

●「救急蘇生法」は"もしも…!"のときの備えです

　スポーツ中の「心停止」は、いつでも・だれにでも起こりうるものです。

　サッカー界を含めたスポーツ界全体において、循環器（心臓）疾患が原因で起こる"突然死"が相次いでいます。

　"突然死"は、一般的に急性心停止、急性心不全または特別な外因が見当たらない頭蓋内出血等が直接死因とされた病死です。

　心停止の主な原因とされる「心不全」とは、心臓の血液拍出量が不足することで、全身が必要とする血液の循環量を保てなくなります。

　大きくは急性と慢性の2つに分類できますが、一般的に多いのは心筋梗塞などを引き起こす急性心不全といわれています。

　「心停止を放置すれば、1分ごとに生存率が7〜10％下がる」といわれ、その事態を未然に防ぐことは不可能です。

　突然死を防ぐためには、緊急時の対応を理解していることが大切です。

　スポーツ中の心停止はランニングの最中やタイミング悪く胸に衝撃が加わったときに起こる致死性の不整脈として起こりますが、その場に常に医療従事者がいるとはかぎりません。

　救急車が着くまでの間、そばにいるあなたができること、それが「救急蘇生法」です。

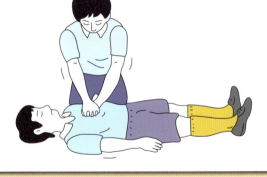

●「一次救命処置」と「ファーストエイド」

　一般市民が行う救急蘇生法には、「**一次救命処置（BLS＝Basic Life Support）**」と簡単な「**ファーストエイド**」があります。

　「一次救命処置」は、傷病者の呼吸と循環をサポートする一連の手技で、胸骨圧迫と人工呼吸による心肺蘇生と自動体外式除細動器（AED）による電気ショックに加え、吐物などによる窒息への気道異物除去も含まれます。だれもがすぐに行うことができる手技であり、傷病者の救命、社会復帰に大きく貢献します。

　「ファーストエイド」は、「急な病気やけがをした人を助けるためにとる最初の行動」のことで、熱中症への対応や応急止血などが含まれます。

　スポーツの現場では容態の急変が目撃されるケースが多いため、救急蘇生法をいち早く始めることでいのちを守ることができます。

　スポーツトレーナーや指導者は、日頃から救急蘇生法に習熟し、AEDの携行や設置場所の確認を行って、万一の場合に躊躇なく行動できる準備をすることが大切です。

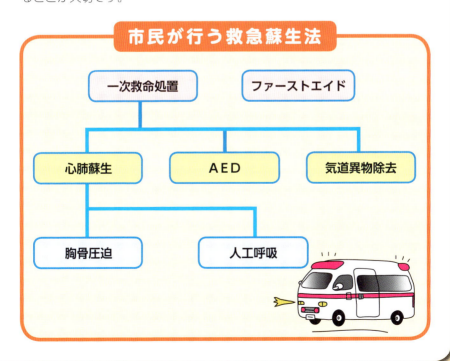

市民が行う救急蘇生法

3 メディカルチェックがスポーツ中の突然死を防ぎます

突然死の予防とメディカルチェックの実施

●スポーツによる突然死の原因

　スポーツによる突然死の原因のほとんどは〈心血管系（循環器）の疾患〉といわれています。

　若年層の突然死は、肥大型心筋症の頻度が高く、次いで冠動脈疾患が多いとされ、35歳以上の成人・中高年層では、冠動脈疾患などの虚血性心疾患の頻度が高いと報告されています。

　このため、運動中の事故を未然に防ぐ目的で行われる健康診査（内科的メディカルチェック）を十分に行っておく必要があります。

　内科的メディカルチェックには「基本検査」と「追加検査」があります。「基本検査」を受けて問題があると言われた人は、「追加検査」によってさらに詳しいメディカルチェックが必要となります。

　追加検査の結果で運動の制限を受ける場合もありますが、"異常なし"の場合は、スポーツを続行することができます。

●メディカルチェックの5つの基本検査

(1) 問　診

　医師が本人から現在や過去の健康状態をきくことを問診といいます。家系に突然死があるかなどの家族歴や既往歴、失神・意識障害、感染症（特に幼少時のリウマチ熱）、循環器系疾患や何か持病があるか、最近の自覚症状、飲んでいる薬などの詳細な問診を行います。

(2) 血　圧

　安静時の血圧を測定します。高血圧は虚血性心疾患や脳血管疾患の危険因子です。最高血圧（収縮期血圧）／最低血圧（拡張期血圧）のどちらか一方、

あるいは両方が140／90mmHg以上の場合を高値血圧とします。高血圧は、運動により改善される可能性がありますが、他の生活習慣病の合併や長期間にわたり高血圧が持続している人では降圧薬を服用し、安定した状態で運動を行わなければなりません。

（3）血液・尿検査

血液検査は血液中の赤血球・白血球・血小板などを測定し、臓器の異常・病気の発見に役立つ検査です。虚血性心疾患の危険因子である糖尿病や脂質異常症などをチェックし、運動の障害となる貧血、肝・腎機能障害を調べます。

尿検査は腎臓が血液内の不要物をろ過して、体外へと排出する尿を検査します。尿にたんぱく質や糖、赤血球が含まれているかを調べ、臓器の異常を発見する検査です。

（4）安静時心電図

安静時心電図は、不整脈、心臓肥大、虚血性心疾患の有無を検査します。心電図は、心臓の筋肉が活動時に発生する微弱な電気信号を、機械を通して増幅させて記録するものです。波形の異常（心臓肥大、心筋梗塞など）や脈の乱れ（いろいろな不整脈）がわかります。

（5）胸部X線

胸部X線は、胸部にX線を照射し、心疾患、肺疾患の状態を調べます。肺炎、肺結核、肺がん、肺気腫、胸水、気胸など、呼吸器の疾患の有無、その程度がわかります。

●知っておきたい3つの追加検査

①**運動負荷心電図**……運動で心臓に負荷をかけて、安静時には認められなかった異常が出現しないかをみる検査です。虚血性心疾患の発見、運動に関連した動悸、失神などの自覚症状と不整脈との関係を明らかにすること、運動時の血圧の変化をみることなどが主な目的です。

②**心臓超音波検査（心エコー）**……心臓肥大や弁膜症の有無、大動脈の拡張などの有無や心機能を評価し、心臓がスポーツの実施に対して危険でないかどうかを判断します。

③**24時間ホルター心電図**……携帯型の心電図記録装置を身体に着け、運動中の自覚症状が不整脈や心筋虚血によるものかどうか、また自覚症状がなくても危険な不整脈が出ていないかをみる検査です。

4 スポーツ中の突然死の原因は年齢により異なります

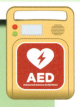

選手の健康といのちを守るPCMAの実施

●国際サッカー連盟が義務づけるメディカルチェック

　国際サッカー連盟（FIFA）では、スポーツの現場で発生する事故や突然死を防ぎ、撲滅するために、詳細な心臓超音波検査を課したメディカルチェックとして、Pre-Competition Medical Assessment（PCMA）の実施をすべてのFIFA主催大会で義務づけています。

　それとともに、現場での応急処置として競技場でのAEDの設置とその使用法、および現場での心肺蘇生法の徹底をはかっています。

　PCMAの実施はサッカー選手の健康といのちを守るためにきわめて重要なメディカルチェックです。特に個々人の健康状態を把握するために行われる詳細な問診や、心電図、心臓超音波検査等は重要であり、サッカー選手の死亡を撲滅する努力が必要です。

　ただし、基本検査で異常がなかったからといって突然死の可能性がゼロになったわけではありません。運動を行う前には、常に体調や自覚症状をチェックし、そのつど〈安全〉を管理することが大切です。

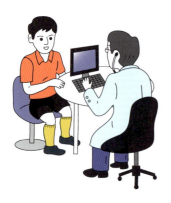

●メディカルチェックはこちらで…

　メディカルチェックを受けるときは、循環器内科もしくはスポーツドクターがいる病院で受診することが適切です。また、かかりつけの医師がいる方の場合は、まず、かかりつけ医に相談してから検査を受けてください。

●突然死の原因となる心停止の種類

　スポーツ界全体で、毎年およそ20万人に1人の割合で一見健康な若い運動選手が運動中に心室頻拍や心室細動を起こし、突然死しています。

　スポーツ中の突然死のリスクとなる病気や症状は、年齢により異なります。若い運動選手の突然死のケースで、最もよくみられるのは肥大型心筋症ですが、その他には冠動脈奇形などの先天性・遺伝性の心臓病や不整脈が原因になります。(表1参照)

　肥大型心筋症は原因不明の心筋症で、心筋が肥大し進行すると心不全症状を呈し、心室細動により突然死に至ることもあります。メディカルチェックで特徴的な心電図変化が指摘された人や、失神歴や家族の突然死歴がある人は、注意をする必要があります。

　心臓に病気がない場合でも、心臓震盪のリスクがあります。心臓震盪は、心臓の筋肉が外的な刺激に対して最も興奮しやすい瞬間に、野球ボールやホッケーパックなどによる打撲、あるいは他の選手との衝突などによって引き起こされる心室細動のことです。フットサルでもボールが胸に当たって心臓震盪を引き起こした報告もあります。

　また、35歳以上の成人のスポーツ中の突然死で、最も多い原因が狭心症や心筋梗塞などの虚血性心疾患で、心臓の筋肉への血流が不足して発生する病気が原因となっています。これは生活習慣病の中で危険因子とされる高血圧、脂質異常症、糖尿病、肥満、喫煙などが動脈硬化を進めてしまうことが原因となっています。その他、心筋症(肥大型、拡張型)などが原因となります。

表1　若年者に多い心疾患、成人に多い心疾患

●若年者	肥大型心筋症	心臓震盪
	冠動脈起始異常	特発性左室肥大
	心筋炎	大動脈破裂(マルファン症候群)
	不整脈源性右室心筋症	
●成　人 (35歳以上)	虚血性心疾患	心筋症(肥大型、拡張型)
	心筋炎	川崎病の冠動脈瘤
	不整脈	心臓弁膜症

5 突然倒れてしまったとき その場でできる緊急処置

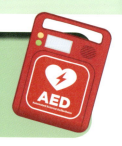

突然死の予防──心肺蘇生の手順を知っておこう！

●心肺蘇生法の手順

（1）安全の確認、応援要請

　①**安全確認**……目の前でだれかが突然倒れてしまったときや、倒れている人を発見したときは、その場でまず周囲の状況が安全かどうかを確認します。スポーツ中であればプレイを中断させる必要があります。

　②**感染防御**……救助者の身を守るため、最低でも手袋を着装し、感染防御をはかります。手袋が無い場合はビニール袋等を代用します。

　③**反応の確認**……救助者の耳元で肩をたたきながら呼びかけ、何らかの返答や、目的のあるしぐさなどがなければ"反応なし"と判断します。心停止直後は、全身に引きつるような動き（けいれん）が起こることもありますが「目的のあるしぐさ」ではないので"反応なし"と判断してください。"反応なし"と判断した場合や、その判断に自信が持てない場合は、心停止の可能性を考えて行動します。

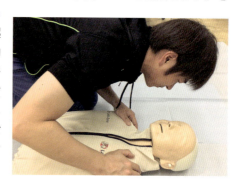

　④**119番通報**……大声で叫んで周囲に注意を喚起し、助けを呼んでください。そばにいる人に119番通報を依頼し、AEDを依頼します。

（2）呼吸の確認、心停止の判断

　①**正常な呼吸なのか、心停止かを判断**……心臓が止まるとふだんどおりの呼吸ができなくなります。傷病者の呼吸を観察するには、胸と腹部の動

きを見ます。胸と腹部が動いていなければ、呼吸が止まっていると判断します。呼吸が止まっていれば心停止なので、胸骨圧迫を始めてください。

②**死戦期呼吸を認めた場合**……突然の心停止直後には"死戦期呼吸"と呼ばれるしゃくりあげるような不規則な呼吸がみられることも少なくありません。このような呼吸の場合、救助者によっては、「呼吸があるから心停止ではない」と誤って判断されることがあります。死戦期呼吸を認めた場合には心停止とみなして、胸骨圧迫を開始してください。ふだんどおりの呼吸かどうかわからないときも胸骨圧迫を開始してください。

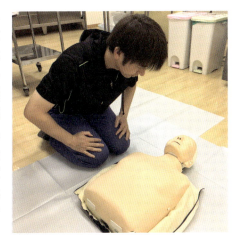

（3）胸骨圧迫の進め方

呼吸の観察で心停止と判断したら、ただちに胸骨圧迫を開始します。手の位置は胸の真ん中、速さは100回／分以上120回を超えない範囲、深さは約5cm、6cmを超えない範囲で行い、圧迫解除はしっかり戻すようにします。胸骨圧迫の中断時間は10秒以内、最小限にします。

①**圧迫部位**……胸の真ん中に胸骨と呼ばれる縦長の平らな骨があります。胸骨圧迫は、胸骨の下半分を圧迫します。

②**圧迫の方法**……胸骨の下半分に一方の手のひらの基部を当て、その手の上にもう一方の手を重ねて置きます。圧迫は手のひら全体で行うのでなく、手のひらの基部だけに力が加わるようにしてください。圧迫する際は、肘を曲げずに胸骨に対して垂直

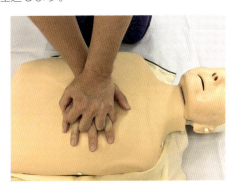

方向に圧迫します。

③ **圧迫の深さとテンポ**……傷病者の胸が約5cm、6cmを超えない深さで沈み込むように強く、早く、圧迫を繰り返します。圧迫のテンポは1分間に100～120回です。胸骨圧迫は可能な限り中断しないで絶え間なく行います。

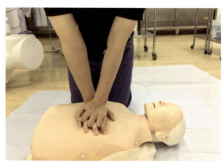

④ **圧迫の解除**……圧迫と圧迫の間は、胸が元の高さに戻るように十分に圧迫を解除することが大切です。

⑤ **救助者の交代**……胸骨圧迫を繰り返すにつれて、救助者の疲労のため効果的な圧迫ができなくなるので、積極的に胸骨圧迫の実施者は交代していきます。

　1～2分を目安に胸骨圧迫を交代し、交代による中断時間をできるだけ短くすることが大切です。

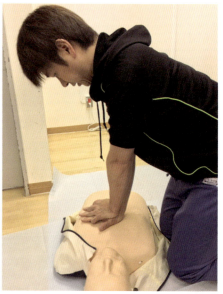

（4）CPR（胸骨圧迫と人工呼吸の組み合わせ）開始

① **胸骨圧迫30回と人工呼吸の2回の割合**……講習を受けて人工呼吸の技術が身についた人は、胸骨圧迫に人工呼吸を組み合わせて人工呼吸を行っていきます。胸骨圧迫と人工呼吸の回数は30：2とし、この組み合わせを救急隊員に引き継ぐまで繰り返します。

② **人工呼吸のやり方がわからない場合**……人工呼吸のやり方に自信がない場合や人工呼吸を行うために傷病者の口に直接接触することにためらいがある場合には、胸骨圧迫だけを続けます。人工呼吸のやり方は後述（19頁）します。

AEDの使い方のポイント

●AEDは迅速安全に電気ショックを行うことができる機器

AEDは、心電図を自動的に解析し電気ショックが必要な場合には適切なエネルギーで、迅速かつ安全に電気ショックを行うことができる機器です。

AEDが1分遅れるごとに約7〜10％の救命率が低下するため、早期に除細動をかけることが重要です。

AEDが到着した場合はCPR（特に胸骨圧迫）を続けながら準備を行います。電極パッドを貼付する間もCPRは可能な限り中断しないようにします。パッドを貼付したら後は音声メッセージに従って操作を行います。

重要なことは、一度パッドを貼付したら、救急隊もしくは二次救命処置チームに引き継ぐまでパッドを剥がさないことです。電源も入れたままにします。

AED適応波形は、心室細動と、無脈性心室頻拍の2つの波形です。

解析中に傷病者に触れることは誤った波形診断を生じやすく、適応外の傷病者に除細動する危険を招くため、傷病者の体に触れないことが大切です。

(1) AEDの進め方

① **電源を入れる**……音声メッセージとランプで実施するべきことを指示してくれるので、それに従います。AEDを使用する場合、AEDによる心電図解析や電気ショックなど、やむをえない場合を除いて胸骨圧迫をできるだけ絶え間なく続けることが大切です。

② **電極パッドを貼り付ける**……傷病者の胸から衣服を取り除き、胸をはだけます。AEDのケースに入っている電極パッドを袋から取り出します。電極パッドや袋に描かれているイラストに従って、2枚の電極パッドを肌に直接貼り付けます。イラストに描かれている貼り付け位置は胸の右胸（鎖骨の下で胸骨の右）と、胸の左下側（脇の下から5〜8cm下、乳頭の斜め下）です。電極パッドを貼り付ける間も胸骨圧迫を続けます。

③ **パッドのコネクターを接続する**……AEDの使用は音声ガイダンスに従えば間違いありません。（接続されている機種もあります）

（2）AEDの接続の方法

①解析のため「離れてください」と指示する　⇒
②ショックが必要です等のメッセージが流れる　⇒
③「みんな離れて！」と言い、傷病者にだれも触れていないことを目で確認　⇒
④AEDのSHOCKボタンを押す　⇒
⑤ショック後、直ちに胸骨圧迫を再開　⇒
⑥胸骨圧迫30回、人工呼吸2回を繰り返す（30：2を5サイクルまたは2分間続ける）　⇒
⑦2分ごとに自動的にAEDが解析を始める

　接続完了後も同じように心肺蘇生とAEDの手順を繰り返します。
　AEDからショック不要の指示が出たら、ただちに胸骨圧迫から心肺蘇生を再開します。
　「ショックは不要です」は、心肺蘇生が不要だという意味ではないので誤解しないでください。

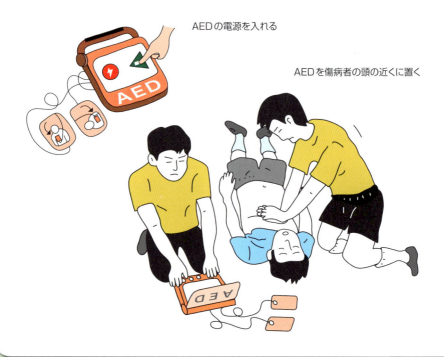

AEDの電源を入れる

AEDを傷病者の頭の近くに置く

❺ 突然倒れてしまったとき その場でできる緊急処置

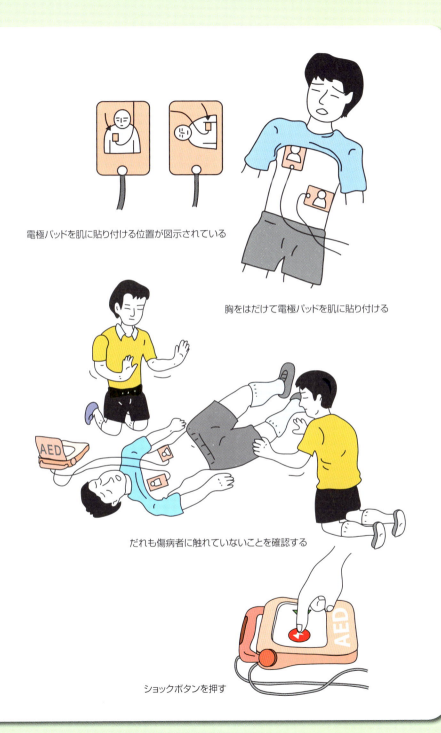

電極パッドを肌に貼り付ける位置が図示されている

胸をはだけて電極パッドを肌に貼り付ける

だれも傷病者に触れていないことを確認する

ショックボタンを押す

(3) 特に注意をはらうべき状況

電極パッドを肌に貼り付けるときには、注意をはらうべきいくつかの状況があります。

① **傷病者の胸が濡れている場合**……パッドがしっかりと貼り付かないだけでなく、電気が体表の水を伝わって流れてしまうので、AEDの効果が不十分になります。乾いた布やタオルでパッド装着部位の水を拭いてからパッドを貼り付けます。

② **貼り薬がある場合**……ニトログリセリンなどの貼り薬や湿布薬がパッドを貼る位置に貼られている場合は、まずこれを剥がします。その後肌に残っている薬剤をふき取り、パッドを貼り付けます。

③ **医療器具が胸に埋め込まれている場合**……皮膚の下に心臓ペースメーカーや除細動器などが埋め込まれている場合は、胸の一部が硬く出っ張っているため、パッドは出っ張りを避けて貼り付けてください。

④ **胸毛が濃い場合**……まずパッドを胸にしっかり貼り付けます。その上でエラーメッセージ(「接触が不良です」等)が流れた場合には、パッドを素早く胸毛ごと剥がしてから新しいパッドを貼り直します。パッドが胸に密着しないとAEDの効果が半減するばかりか、熱傷の原因にもなります。AEDケースにカミソリが入っている場合には、剃ってからパッドを貼っても構いませんが、できる限り素早く行います。

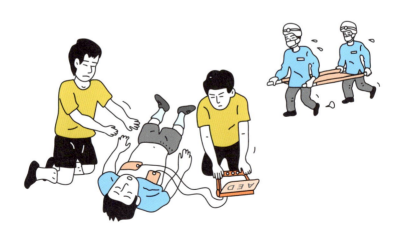

CPRの継続・中止と、人工呼吸の進め方

(1) CPRの継続もしくは中止について
　CPRの継続は、患者が十分な循環が回復するまで、または救急隊員に引き継ぐまでの間はずっとCPRを続けます。

　患者が目を開ける、体を動かすなど、目的にあったしぐさや自発呼吸が再開した場合には、いったんCPRを中断して呼吸（と脈）を評価します。

　脈はあるが呼吸がない（または不十分な）場合は、人工呼吸を１分間に約10回の割合で行います。以後少なくとも２分ごとに確実な脈拍に触れることを確認しながら、二次救命処置を行うチームに引き継ぎます。

　循環も呼吸も十分に回復した場合は、そのまま仰臥位（あおむけ）で放っておけないので、患者を回復体位にして気道確保した状態にします。（意識があれば会話したり起き上がる人もいるかもしれませんが、意識がなければ舌根沈下やおう吐といった可能性があります。）

(2) 人工呼吸の方法
　気道確保したまま、人工呼吸２回（１回１秒で胸が軽く上がる程度）行っていきます。

　気道確保の方法は、頭部後屈あご先挙上法で気道を確保し、人工呼吸２回実施します。

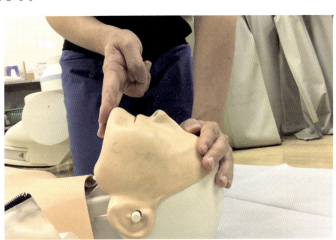

❺ 突然倒れてしまったとき　その場でできる緊急処置

19

① BVM（バッグ・バルブ・マスク）による人工呼吸

BVM（バッグ・バルブ・マスク）による人工呼吸は、直接患者に接触しないため、感染防護の意味でも有用です。また、酸素を併用することもできるので、高濃度の酸素による人工呼吸が可能です。

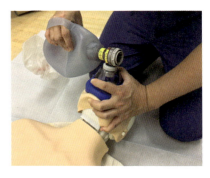

BVMを用いる場合には、しっかりとマスクを左右均等に顔面に密着させ、1回に1秒かけてバッグを押します。その際も胸が上がる様子を確認しながら送気します。

・1人の場合……片手でマスクを保持し、バッグを押します。
・2人の場合……両手でしっかりマスクを保持し、もう一人がバッグを押します。

② ポケットマスクによる人工呼吸

ポケットマスクによる人工呼吸は、バッグを押す必要がないため、両手でマスクを密着させることができます。マスク保持方法はBVMによる換気の2人で行う場合と同様です。（母指球法等）

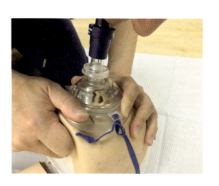

③ フェイスシールドによる人工呼吸

フェイスシールドによる人工呼吸は、口対口人工呼吸と同様の要領で人工呼吸を行います。

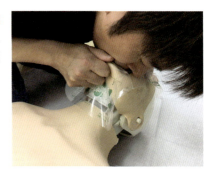

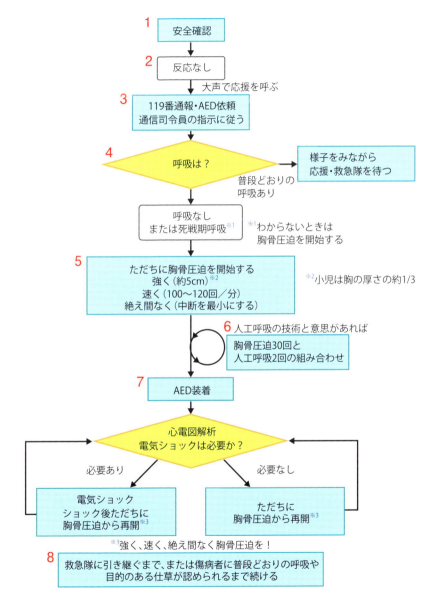

図1　市民におけるBLSアルゴリズム

(出典：JRC蘇生ガイドライン2015、18ページ)

6 脱水状態になると熱中症のリスクが高まります

スポーツ中の熱中症の大半は健康な10代の男女に起きます

●暑くない場合でも短時間の運動でもかかることがあります

　運動中は、筋肉の熱産生で体温が上がり、大量の汗をかいて脱水状態になりやすいため、熱中症のリスクが高まります。

　激しい運動では、短時間であっても、それほど暑くない場合でもかかることがあります。熱中症は死ぬこともある怖い病気ですが、予防することができます。早期発見と適切な応急処置で救命することができます。したがって、指導者やトレーナーは、熱中症についての正しい知識、予防法と対処法を十分習得しておく必要があります。

●熱中症の重症度と症状・対処法（表1）

　軽症では、めまい・立ちくらみ（熱失神）、こむら返り（熱けいれん）などの症状がみられ、発熱はなく、現場で対処できる段階です。中等症になると、頭痛・吐き気、けん怠感（熱疲労）や集中力の低下などが出現し、医療機関への速やかな受診が必要です。発熱を伴いますが、体の中心部の温度（深部

表1　熱中症の分類、重症度、症状および対処法

重症度	深部体温（直腸温）	意識障害	主な症状	対処法	従来の分類
軽症	正常範囲（36.5〜37.5℃）	なし	めまい、たちくらみ、こむら返り、筋肉痛	応急処置後、見守り改善なければ医療機関を受診	熱失神 熱けいれん
中等度	40℃以下	なし	頭痛、吐き気、おう吐、倦怠感	応急処置後、医療機関を受診	熱疲労
重症	40℃以上	あり	呼びかけに答えない けいれん まっすぐ歩けない	応急処置と同時に救急車を呼ぶ 医療機関に入院	熱射病

体温) は40℃を超えません。さらに病状が進むと重症となり、40℃以上の高熱と意識障害があらわれます (熱射病)。重症の場合は一刻も早く体温を下げることが重要で、救急車を呼ぶと同時に体を冷やします。

●スポーツによる熱中症の予防法

① 暑さに耐えられる体をつくっておく (暑熱順化) ……ウォーキング、自転車こぎやサウナなどで汗をかき、徐々に体を暑さに慣らすことを「暑熱順化」といい、熱中症にかかりにくい体をつくります。

② 前もって熱中症リスクをチェックする……熱中症のかかりやすさには個人差があり、健康状態や当日の体調によっても異なります。運動前に熱中症のリスクを自己評価しておくこと、指導者やトレーナーがリスクの高い人を確認して配慮することで、熱中症の予防と早期発見ができます (表2)。

③ 暑さに合わせた無理のない運動をする……スポーツ現場の「暑さ」を具体的にあらわす指標として、暑さ指数 (WBGT) があり、それを目安にした運動指針が公表されています (図1)。運動前や運動中は、暑さ指数をモニターし、運動指針に応じて運動強度の調整や運動中止を決定します。

④ こまめに水分・塩分を補給する……運動前後には必ず水分をとるようにします。運動中も定期的に水分補給状態をチェックし、自由に水分をとれるようにしておきましょう。

　水分補給の目安には、のどの渇き、体重、尿の色などがあります。のどが渇いたらすぐに水分を補給しましょう。運動中に減少した体重に相当する水分を運動終了後2時間以内に補給します。また、水分だけでなく、汗で失われる塩分の補給も重要です。冷たい3〜8％経口糖質・電解質溶液 (市販の経口補水液、スポーツドリンク) による補給が推奨されます。水1Lに、砂糖40g (大さじ4〜5杯)、塩3g (小さじ半分) を入れたもの、牛乳、お茶などでも代用できます。

⑤ 運動前に体を冷やしておく (プレクーリング) ……プレクーリングとは、運動前に体を冷やして体温を下げておくことです。運動による体温上昇を抑えることで熱中症を予防し、一部のスポーツではパフォーマンスの向上が報告されています。

表2 熱中症予防と応急処置のためのチェックシート（指導者用）

選手の熱中症リスクの評価
- ☐ 熱中症の既往歴（時期、程度、かかった回数など）を把握している
- ☐ 持病（心臓病、精神疾患、糖尿病、高血圧症など）を把握している
- ☐ 熱中症弱者（高齢者、幼児、肥満、体力が低い、運動経験が少ないなど）を把握している
- ☐ 体調不良（睡眠不足、発熱、のどの痛み、おう吐、下痢、二日酔いなど）の有無を事前に確認した

運動環境・運動計画の評価
- ☐ 暑さ指数（WBGT）をチェックし、警戒予報などが出ていないことを事前に確認した
- ☐ 運動計画（スケジュール、運動時間、運動強度など）は適切で無理はない
- ☐ 選手は運動や暑さ環境にあった服装や帽子を着用している
- ☐ 日陰や空調設備のある涼しい休憩場所を確保した
- ☐ 自由に水分補給（経口補水液、スポーツドリンクなど）ができる体制になっている
- ☐ 運動前後の水分補給と体重測定を指示し、運動中も自由に水分補給できることを伝えた

応急処置の準備
- ☐ 熱中症の知識（症状、重症度の評価、身体冷却法など）は十分教育を受けている
- ☐ 緊急時の行動計画（救急蘇生法、緊急連絡先、医療機関情報、搬送方法などを含む）がある
- ☐ 熱中症の評価ツール（体重計、尿カラーチャートなど）を用意した
- ☐ 身体冷却用の備品（クーラーボックス、氷、アイスパック、シャワー、タオル、霧吹き、扇風機など）を用意した

●熱中症になった場合の応急処置

　熱中症を疑う場合は、まず、意識状態をチェックします。応答が鈍い、言動がおかしいなど、少しでも意識障害がみられる場合は、重症の熱中症（熱射病）の可能性があるため、救急車を呼ぶとともに、涼しい場所に運び、速やかに体を冷やします。

　意識が正常な場合には、涼しい場所で衣服をゆるめて頭を低く寝かせ、水分と塩分を補給します。軽症の熱中症であれば、そのまま経過観察して症状の改善を待ちます。症状が改善しない場合や、吐き気などにより自分で水分補給できない場合は、医療機関に搬送します。

●重症の熱中症（熱射病）に対する冷却法

　倒れてから30分以内に深部体温を39℃以下にすることを目標とします。最も推奨される方法は、氷水（2～15℃）を入れた浴槽に首まで浸す氷水

図1　熱中症予防のための運動指針（日本体育協会）

WBGT ℃	湿球温度 ℃	乾球温度 ℃		
31 ▲▼	27 ▲▼	35 ▲▼	運動は原則中止	WBGT31℃以上では、特別の場合以外は運動を中止する。特に子どもの場合には中止すべき。
28 ▲▼	24 ▲▼	31 ▲▼	厳重警戒（激しい運動は中止）	WBGT28℃以上では、熱中症の危険性が高いので、激しい運動や持久走など体温が上昇しやすい運動は避ける。運動する場合には、頻繁に休息をとり水分・塩分の補給を行う。体力の低い人、暑さになれていない人は運動中止。
25 ▲▼	21 ▲▼	28 ▲▼	警　戒（積極的に休息）	WBGT25℃以上では、熱中症の危険が増すので、積極的に休息をとり適宜、水分・塩分を補給する。激しい運動では、30分おきくらいに休息をとる。
21 ▲▼	18 ▲▼	24 ▲▼	注　意（積極的に水分補給）	WBGT21℃以上では、熱中症による死亡事故が発生する可能性がある。熱中症の兆候に注意するとともに、運動の合間に積極的に水分・塩分を補給する。
			ほぼ安全（適宜水分補給）	WBGT21℃未満では、通常は熱中症の危険は小さいが、適宜水分・塩分の補給は必要である。市民マラソンなどではこの条件でも熱中症が発生するので注意。

1）環境条件の評価にはWBGTが望ましい。
2）乾球温度を用いる場合には、湿度に注意する。
　　湿度が高ければ、1ランク厳しい環境条件の運動指針を適用する。

・WBGT：暑さ指数（℃）　屋外：0.7×湿球温度＋0.2×黒球温度＋0.1×乾球温度
　　　　　　　　　　　　屋内：0.7×湿球温度＋0.3×黒球温度

「スポーツ活動中の熱中症予防ガイドブック」日本体育協会（2013）

浴（アイスバス）ですが、深部体温（＝直腸温）のモニターが必要となります。そのような準備がない場合は、氷水に浸したタオルを頻回に交換しながら頭や体幹や手足を冷やすか、アイスパックなどを首、腋の下、股などの太い血管に当てて冷やします。

　また、湿度の低い日には、大量の水を噴霧して扇風機やうちわで強力に送風する方法が効果的です。

7 脳振盪はいのちに関わる危険な状態です

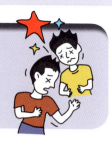

スポーツ中の脳振盪は速やかに運動を中止します

●脳振盪を起こした場合は軽く見過ごすことはできません

　頭部を強くぶつけたり、揺さぶられると、頭蓋骨の中の軟らかい脳にひずみが生じ、脳の機能が一部停止します。そのため、意識を失ったり、前後の記憶が薄れたり、ふらふらしたりとさまざまな症状が出現します。この状態を「脳振盪(のうしんとう)」といいます。

　意識を失っていなくても脳振盪を起こしていることもあります。基本的には短期間で回復しますが、症状が続いているときに無理をすると大変危険なことになる可能性もあります。スポーツ中に起こした脳振盪は、練習中でも試合中でも速やかに運動を中止し、場合によっては病院への受診をためらってはなりません。

　脳振盪発生直後の問題として、脳振盪が発生するほどの頭部への衝撃があると「急性硬膜下血腫」という命に関わる出血を脳に起こしている恐れがあります。そのため、脳振盪の疑いがある場合には、休息をとってさらに具合が悪くならないか、経過観察する必要があります。

　本人が「問題ない」と言っても、少なくとも24時間は一人にさせてはいけません。頭痛や吐き気、意識状態など体調が悪くなる場合は、速やかに医療機関に受診させましょう。ピッチレベルでは脳振盪だけですんでいるのか、急性硬膜下血腫も起こしているのかはわかりません。

　脳振盪の症状は基本的には短期間で回復しますが、頭痛やめまい、認知機能の低下、眠れないなどの症状が月単位でしばらく続くことがあります。これを「脳振盪後症候群」といいます。この状態でスポーツを続ければ身体的に万全でないため、再度の頭部外傷を被る可能性が高いので、完全に症状が消失するまで休息しなければなりません。

　近年、スポーツ界で特に問題となっているのは、脳振盪の繰り返しにより

脳へのダメージが蓄積し、将来後遺症となりうる「慢性外傷性脳損傷」という病態です。ボクサーやアメリカンフットボールの引退した選手などに多くみられ、記憶に問題を起こす認知機能の低下やうつ状態など、いろいろな症状が出てくることがあります。

　そのため、スポーツ中に脳振盪を起こした場合は、選手を休息させてよく観察し、脳振盪を繰り返さないように気を配る必要があります。

● 脳振盪を含めた頭頸部外傷はどのくらい発生するでしょうか？

　日本スポーツ振興センター（JSC）の調査によると、平成17〜23年度の間に学校管理下において発生した頭頸部外傷4,396件のうち、脳振盪は855件と頭部打撲1,240件に次ぐ2番目に多い傷害でした。

　競技別ではサッカーが235件と最も多く、次にラグビーが138件、野球が123件、柔道が79件でした。また急性硬膜下血腫は全体で246件あり、柔道が61件と最も多く、次に野球が54件、ラグビーが33件、サッカーが32件でした。頸髄損傷は全体で390件あり、ラグビーが86件と最も多く、次に柔道が82件、サッカーが36件でした。

　サッカーの試合中に起きる脳振盪はかなり多く、頭頸部外傷のうち28%を占めています。2014年のFIFAワールドカップブラジル大会では全64試合で外傷は104件あり、頭部外傷は19件と大腿の26件についで2番目に多く、その中でも脳振盪は5件あり、全体の5％、頭部外傷のうち26.3%を占めました。JSCの調査では脳振盪を起こした直接的な原因はその7割が人と衝突、接触した場合です。

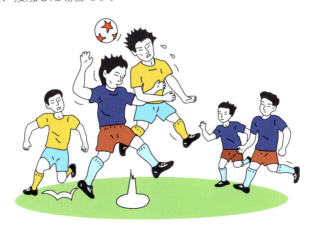

● 脳振盪かな？と思ったら…　ピッチ上での対応

　脳振盪についてガイドラインを作成しているConcussion in Sports Groupは、脳振盪の客観的アセスメントツールとしてSCATというものをまとめ、実際の現場で取り入れています。
　JFAのホームページには、「サッカーにおける脳振盪に対する指針」として、ピッチ上で頭部外傷を被った可能性がある選手に対する対応を、以下の順序で行うように示されています。

> ①呼吸、循環動態のチェックをします。
> ②意識状態の簡単な確認後、担架などでタッチラインへ移動させます。この際には、頸部の安静には十分に注意します。
> ③簡易的な脳振盪診断ツール、ポケットSCAT2（図1）を用いて、脳振盪か否かの判断をします。これは、チームドクターによる診断が望ましいのですが、不在の場合にはアスレティックトレーナー（AT）などが代行します。
> ④診断ツールで脳振盪が疑われれば、試合・練習から退くべきです。短時間のうちに回復したとしても、試合復帰は避けるべきです。

　FIFAは、2014年のワールドカップ後に試合中、選手に脳振盪が疑われた場合、審判は試合を3分間止めて、チームドクターがピッチ内で選手を診断できるようにしました。
　この"3分間ルール"は、2016年度からJリーグおよび日本代表戦においても採択され、すでに実践されています。

図1 ポケットSCAT2（SCAT : sports concussion assessment tool）

スポーツ現場での脳振盪の診断

以下の症状や身体所見が**ひとつでも**見られる場合には、脳振盪を疑います。

1. 自覚症状

以下の徴候や症状は、脳振盪を思わせます。

- 意識消失
- けいれん
- 健忘
- 頭痛
- 頭部圧迫感
- 頸部痛
- 嘔気・嘔吐
- めまい
- ぼやけてみえる
- ふらつき
- 光に敏感
- 音に敏感
- ぼんやりする
- 霧の中にいる気分
- 何かおかしい
- 集中できない
- 記憶できない
- 疲労
- 混乱
- 眠い
- 感情的
- いらいらする
- 悲しい
- 不安・心配

2. 記憶

以下の質問に全て正しく答えられない場合には、脳振盪の可能性があります。

「今日の試合会場はどこですか？」

「今は前半ですか？後半ですか？」

「最後に得点を挙げたのは誰（どちらのチーム）ですか？」

「先週（最近）の試合の対戦相手は？」

「先週（最近）の試合は勝ちましたか？」

3. バランステスト

「利き足を前に置き、そのかかとに反対の足のつま先をつけて立ちます。体重は両方の足に均等にかけます。両手は腰において目を閉じ、20秒のあいだその姿勢を保ってください。よろけて姿勢が乱れたら目を開いて最初の姿勢に戻り、テストを続けてください。」

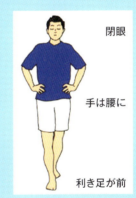

目を開ける、手が腰から離れる、よろける、倒れるなどのエラーが20秒間に6回以上ある場合や、開始の姿勢を5秒以上保持できない場合には、脳振盪を疑います。

脳振盪疑いの選手は直ちに競技をやめ、専門家の評価を受けましょう。

ひとりで過ごすことは避け、運転はしないでください。

Pocket SCAT2（Concussion in Sports Group, 2009）を一部改変；日本神経外傷学会監修

❼ 脳振盪はいのちに関わる危険な状態です

●脳振盪が疑われたときは〈24時間以内の対応〉を

　脳振盪が疑われた場合、短時間で症状が回復した場合も含めて、以下のような手順で選手を扱うのが望ましいでしょう。

①タッチライン沿い、ベンチあるいは控室などで休息をとります。この間はチームドクターあるいはATなどが頻回に選手の状態をチェックします。（可能であれば、SCAT2［2016年現在はSCAT3が主流］を用いて、脳振盪の状況を客観的に評価します。）
②受傷時に数秒単位以上の意識消失や健忘があった場合には、たとえ意識が正常に復したと思われても病院へ搬送をすることがよいでしょう。
③頭痛、吐き気、おう吐などが新たに出現してきたり、一向に改善しない、あるいは悪化するようであれば、専門施設へ搬送します。これは脳振盪に併発しうる外傷性頭蓋内出血の可能性を考慮してのことです。
④経過が良好のときは帰宅を許可しますが、24時間以内は単独での生活は避け、のちに頭痛、吐き気などが生じた場合には速やかに病院を受診するように指導します。

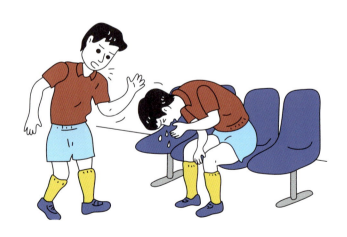

●復帰へのプログラムでは安全が何よりも優先されます

脳振盪が疑われた場合、すぐに練習に復帰せず、表1のような段階的プログラムを組んで復帰します。

表1　脳振盪からの段階的復帰

ステージ1	活動なし	体と認知機能の完全な休息。
ステージ2	軽い有酸素運動	最大心拍数70％以下の強度での歩行、水泳、室内サイクリングなど抵抗のないトレーニング。
ステージ3	スポーツに関連した運動	ランニングなどのトレーニング。頭部への衝撃となる活動は控える。
ステージ4	接触プレーのない運動	パス練習などのより複雑な訓練で運動強度を強めていく。
ステージ5	接触プレーを含む練習	医学的チェックで問題がなければ通常練習を行う。
ステージ6	競技復帰	通常の競技参加。

①まず、十分な休息により症状がないことの確認の後にステージ2に移行し、徐々にステージを上げ、ステージ6を試合復帰とします。各ステージには最低1日を費やすこととします。
②各ステージにおいて、脳振盪関連の症状が出現した場合には、24時間の休息をとり、症状が生じていなかったステージから再開します。
③判断に迷う場合には、復帰へのプログラムの早い時期に専門医を受診することが望ましい。

現在、スポーツ界全体で脳振盪に対して慎重な対応が求められています。試合がどんなに重要な局面であったとしても、受傷した選手の安全が何よりも優先されます。たとえ本人が大丈夫と言った場合でも、脳振盪を疑われるときは、いのちに関わることや今後の人生に大きく影響を及ぼすことになるかもしれず、上記のように慎重に判断して対応しなければなりません。

8 アレルギー症状の過敏反応が選手の健康を脅かします

▲エピペン

意識障害や死に至る危険を招くアナフィラキシー

●運動をすることでアナフィラキシーが起きることもあります

　アナフィラキシーとは、アレルギー症状が全身に現れた反応のことです。アナフィラキシーの原因は、アレルギーの原因となるアレルゲンが体内に侵入することでひき起こされます。たとえば食物を摂取したことで起きるアレルギーや、ハチなどによる虫刺されなどがありますが、アレルギーの原因となるものを食べてから数時間経過していても、運動をすることで体内が刺激されアナフィラキシーが起きることもあります。

　アナフィラキシーは人体を皮膚・粘膜、気道、消化器、循環器、神経の5つの器官に分けた場合、そのうち2つ以上に症状が出る病気です。すべてのアナフィラキシー患者にすべての症状があるわけではなく、皮膚・粘膜症状はアナフィラキシー患者の80〜90%、気道症状は70%、消化器症状と循環器症状は45%、神経症状は15%に発症します。

　なかでも特に重いものはアナフィラキシーショックと呼ばれ、何もせずに放っておくと血圧低下や呼吸困難、さらには意識が混濁して死に至る場合も

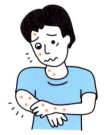
皮膚
（湿疹など）

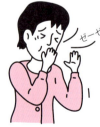
呼吸器
（呼吸困難・喘息）

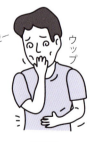
消化器
（口腔・のどの違和感・腹痛）

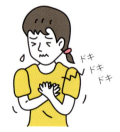
循環器
（脈拍・血圧）

あります。

●アナフィラキシーの症状を軽減する予防と対応

　死亡に至る事例は、日本全国で年間100件弱ですが、ある調査では小学生から高校生の200人に1人がアナフィラキシーになったことがあると報告しています。そのため、患者数は決して少なくないため、適切な予防と対応を行うことが重要です。

　アナフィラキシーは症状が出ると進行が速く、いのちに関わることもありますが、次のような予防と対応で、その危険性を軽減することができます。

> ①選手の食物アレルギーの有無を事前に把握し、発症時の対応について確認しておきます。
> ②食物アレルギー、アナフィラキシーと思われる症状が発現したら、発症時の対応フローに基づき適切に対応します。
> ③遠征などの食事で、アレルギーの原因物質の除去が明確でない場合には、本人または保護者が代替食の準備をします。宿泊を伴うようなときは未成年者の場合、保護者に付き添いを依頼します。遠征中の応急処置についても事前に同意書を使って選手または保護者の同意を得ておきましょう。

　また、このような予防策にもかかわらず症状が出てしまった場合は、急いで対応しなければなりません。

①**発症したてのとき**……症状が軽いことが多いのですが、油断をしてはいけません。発症した人をよく観察し、皮膚・粘膜、気道、消化器、循環器、神経のうちどの症状があるのか確認しながら、救護に協力してくれる人を集めてください。

②**食物アレルギーの場合**…選手を安静にして近くの医療機関に連絡し、相談してください。アナフィラキシーが疑われる場合は、救急車を呼ぶことも必要です。判断がつかない場合も医療機関か消防署に連絡をして判断を仰いでください。選手がアナフィラキシー用の薬（エピペン®）を持参していれば、ためらわず使いましょう。救急隊が到着するまでに意識が消失したり心臓が停止したと疑われる場合は、CPRを開始します。

❽ アレルギー症状の過敏反応が選手の健康を脅かします

異物による窒息の場面に遭遇したときは…

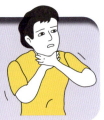

窒息の対応は早期の段階から気道閉塞を認識すること

●窒息の重症化の割合が高い食品には注意が必要

運動中に異物による気道閉塞を生じることは稀なことですが、合宿の食事中や学校等の自宅外でも窒息を起こす可能性はあります。また、通常の社会生活で異物による気道閉塞の場面に遭遇することもあります。

そのため、小児や成人に発生する窒息の一般的な原因と、**異物による気道閉塞を解除するための対応について習得する**必要があります。窒息の原因の多くは、**もち、ご飯、パン、カップ入りゼリー等の食品**です。また、**こんにゃく、たこ、プルーン等では重症化の割合が高く注意が必要**です。年齢別では、小児では玩具や文房具、高齢者では入れ歯が原因となることがあります。

●異物による気道閉塞の症状と窒息の認識

気道閉塞を早期の段階から認識することが大切です。異物による気道閉塞の症状には、「軽度」から「重度」まで幅があります。

①**軽度の気道閉塞**……換気が保たれているため咳やその合間の喘鳴(ぜんめい)を認めます。

②**重度の気道閉塞**……換気が不良または換気できないため、異物を吐き出せない弱い咳、またはまったく咳をしない状況となります。また、吸気時に甲高い雑音を聞くことがあります。さらに状態が悪化すると、呼吸困難が強くなり、チアノーゼ(顔面蒼白)となり、窒息時に助けを必要としていることを示す万国共通のサイン(親指と人差し指で頸部をつかむしぐさ)を示します。

●重度の気道閉塞の対応

軽度の気道閉塞の対応は、自発的な咳と呼吸の努力を継続するように励ま

すことです。症状が続く場合は、速やかに医療機関を受診しましょう。重度の気道閉塞の対応は、次の（1）から（4）までとなります。

（1）まず、窒息しているかどうかを相手に聞きます

相手が言葉を発せず首を縦に振るのみの場合は、重度の気道閉塞と認識し、「腹部突き上げ法（Heimlich法）」による閉塞の解除を試みます（図1）。

①相手の背後に回り、立つかひざまずいて相手の胴に両腕を回します。②片方の手で拳をつくります。③拳の親指側を相手の腹部中央でへそのやや上に押し当てます。④拳をもう一方の手で握り、その拳を相手の腹部に押し込み、力をこめて上方に突き上げます。⑤気道から異物が排泄されるか、反応がなくなるまで突き上げを繰り返します。

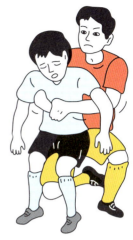

図1.「腹部突き上げ法（Heimlich法）」による閉塞の解除

※妊婦や肥満者には、腹部突き上げ法ではなく胸部突き上げ法を行います。

（2）反応がなくなった場合

①救急車を要請します。②相手を地面に寝かせて、胸骨圧迫からCPRを開始します（この時脈拍の確認はしません）。③気道を確保し、人工呼吸を行う際に、相手の口を大きく開けて異物を探し、容易に取り出せるようであれば指でそれを取り除きます。異物が確認できない際は、CPRを継続します。

（3）発見した時から反応がない場合

①気道閉塞か判断できないため、救急車を要請し、CPRを開始します。

（4）窒息が解除された場合

①人工呼吸を行った際に、空気の動きや胸の上りが確認できた時は窒息が解除されたと判断できます。②口内の異物を確認できればそれを取り除きます。③反応がないケースで異物を除去できた際は、反応がない場合の通常のアルゴリズムにより、胸骨圧迫を実施するか人工呼吸をするか判断します。④反応を示す場合は、腹部突き上げ法により何らかの合併症等が生じていないか、医療機関での診察を受けます。

10 けがで倒れたときの対応

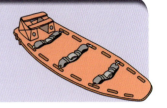

傷病者の体位を確保し、安全に搬送するまでの方法

● すぐに声をかけ、傷病者の状況を把握することが大切です

　頭部のけがなどにより、選手が地面に倒れ込んでしまう状況が起きたとき、頭の保護だけでなく頸椎の保護にも注意する必要があります。おう吐や口腔内などに出血がある場合は、気道閉塞にも注意しなければなりません。

　ここでは選手が横たわっている状態でこうした点に注意して傷病者の体位を確保し、安全に搬送するまでの方法について知っておきましょう。

　傷病者に対してまず確認することは、別項ですでに述べられているとおり、**救急医療**の「**ABC**」に則り、A；airway（気道）、B；breathing（呼吸）、C；circulation（循環）で、これらが第一に優先されます。

　受傷した選手にかけ寄ったら、声をかけて返答があれば気道は開通していると判断できるし、同時に呼吸をしているか、脈は触れるか、おう吐や口腔内に出血はしていないかなど速やかに状況を把握します。

（1）用手的正中中間位固定法

　呼びかけに返答しなくて意識が悪い場合や、鎖骨より頭部側に外傷がある場合、頸部に痛みを訴える場合、手足の動きが悪く、感覚の異常を訴える場合、息がしづらそうな場合は、頸髄損傷を合併している可能性があるため用手的正中中間位固定法（図1）で頭頸部の安定をはかります。介助者は受傷した選手の頭側にまわり、両手で相手の側頭部を押さえて体軸に対して正中にな

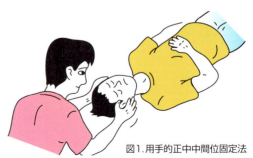

図1. 用手的正中中間位固定法

るように固定します。選手が横向きの場合も同様ですが、頸椎カラーやバックボード、人手が十分に集まるまでは無理に動かさず、頭部を固定したまま選手の呼吸状態などを観察します。

(2) 回復体位

　呼吸はあるけれどあおむけで意識が悪い場合や、おう吐、口腔内に出血がある場合は、気道閉塞の危険性があると判断し、回復体位 (図2) をとります。体を横に向けて上側の手を頭の下に入れ、上側の足を前に出して膝を曲げさせて体を安定させます。体位を変える際に頸部は不安定になりますが、この場合は気道の開通が優先されます。人手があれば前述の用手的正中中間位固定法を行い、カラーやバックボード、人手が揃い搬送できる状態となるまで続けます。

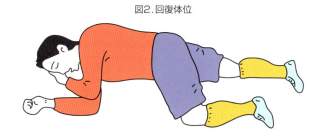

図2. 回復体位

(3) 搬送方法

①**カラーの装着**……ピッチなどから外へ搬送するには、頸部保護器具のついたバックボード (スパインボード) かスクープストレッチャーが必要です (図3)。これらに乗せる前には頸椎カラーを装着します (図4)。頸椎損傷を悪化させないため選手の首の長さに合わせて頸椎カラーを調整し、過度に伸展しすぎないようにまた痛みが出ないようしっかりと正しい位置に装着するよう心がけることが大切です。

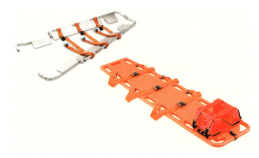

図3. スクープストレッチャーとバックボード

②バックボードに乗せる方法

ボードに乗せるには主に次の2通りの方法があります。

いずれの方法でも訓練を受けたリーダーが積極的に声かけし、他に訓練を受けた者がいなければ頭頸部保持を行い、指示を出します。他に訓練を受けた者がいれば頭頸部保持は任せて、全体が見渡せる位置で傷病者および介助者たちに声かけをします。

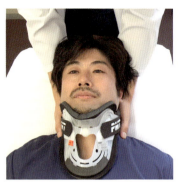

図4.カラーの装着

1) リフトアンドスライド法（図5）

a. 6名以上いる場合

ボードに乗せる際に声をかけ、頭頸部を保持する者1名と、負傷者を左右から持ち上げる者4〜6名、足元からボードを頭側へスライドさせる者1名が少なくとも必要です。人数がいりますが、頸部の安定性には優れます。

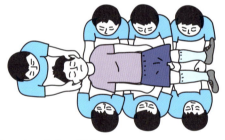
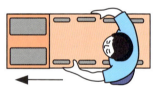

図5.リフトアンドスライド法

b. 4〜5名の場合

頭頸部保持者と足元からボードをスライドさせる者以外に、体を挙上させる者が2〜3名、傷病者をまたぎ真上に持ち上げる方法。こちらも体軸がずれないため、後述のログロール法よりは脊椎の安定性に優れます。（図6）

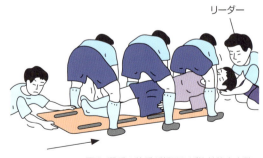

図6.選手の体重が軽ければ比較的少人数で選手をまたいでリフトできる

2）ログロール法（図7）

　頭頸部を保持する者1名が声をかけ、他2～3名が胸、腰、足の位置で体の軸を意識して負傷者を横向きに回転させ、もう1名が背中からボードを入れます。この際に可能であれば背部を触診し背骨の変形や痛みがないか、確認します。その後で、体軸を意識してあおむけに戻します。

図7．ログロール法

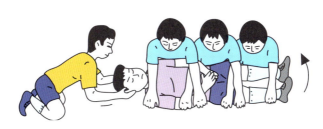

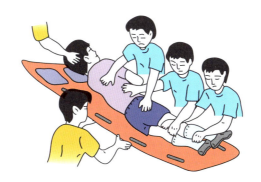

3）スクープストレッチャーがある場合

　スクープストレッチャーはボードが2つに分かれ、体の左右からすくうように負傷者の体の下に滑り込ませることができます。左右のボードをしっかり接続した後に体を固定します。

4）ボード、ストレッチャーへの固定

　上記2）、3）の後、ボード、ストレッチャー上の真ん中に体が乗っていない場合は、そのまま横移動させるのではなく、背骨への負荷がかからないようにZ字状に頭尾側にスライドさせながら安定する位置に移動させます。そ

の後まずは体をベルトで胸、骨盤、大腿と少なくとも３ヶ所以上で固定し、次に頸部保護器具で頭頸部をボードやストレッチャーとしっかり固定します。これは順番を逆にしてしまうと頸部だけが固定されている状態となり、急に体が動いてしまった場合に頸椎損傷を悪化させてしまう可能性があるからです。ボードに乗った後におう吐する場合は、固定したままボードを傾けて吐物を吐き出させます。

5）搬送

　搬送時、左右に少なくとも２名ずつ分かれてゆっくりと挙上します。空中で保持する位置が左右や頭尾側に傾いたりしないよう注意します。安全な場所へ搬送したのち、救急隊に譲りわたすのではなくて固定を解除する場合は、固定した順の逆で頭部から固定を外し、次に体幹の固定を外します。

◎さいごに……

　人数が少ない場合、用具が揃っていない場合は無理をせず、救急要請し専門家に任せる判断も重要です。
　その際に選手を一人にしないようにし、状態を観察し続けます。これらの手技は実際にやってみないとわからないこともあり、速やかに搬送するためにも事前の練習が必要です。

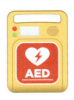

救命の実例と具体的な対応方法

1. フットサル大会でシュートを受けて心臓震盪発生
2. AEDボランティアがスタンドから現場に駆けつけ対応

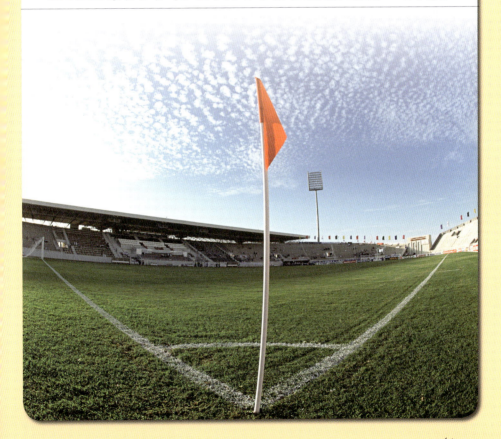

救命の実例 1 — フットサル大会でシュートを受けて心臓震盪発生

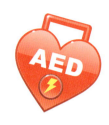

● 「AEDを持ってきますか？」とだれかが声をかけた

　2015年5月4日、都内のフットサル場で開催されていたフットサル大会での試合中、田中奨さんは、相手チームの選手のシュートが前胸部に当たり、心臓震盪を起こしました。心臓震盪は〈心臓の働きが停止している状態〉です。

　その直前、田中さんは、スライディングをしながら、シュートを防ごうとしたところ、たまたまボールを胸で受けていました。一度は立ち上がり、再びプレーをすると思われましたが、意識を失い、倒れてしまいました。

　チームのトレーナーである青山友紀さんは、「駆けつけたときにはすでに呼吸がなかったので焦りましたが、だれかが『AEDを持ってきますか？』と言ってくれたので、併せて救急車もお願いしました」と振り返ります。

　AEDのパッドを素早く装着し、音声ガイダンスに従い操作をしたところ、ほどなく呼吸が回復しました。いったん病院に搬送されましたが、何の後遺症もなく、翌日には会場に姿を現すことができました。

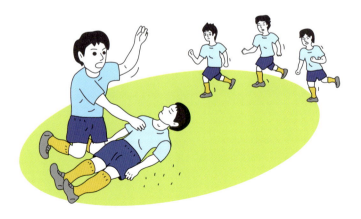

●とっさの対応には、AEDの場所の確認と日頃の心の準備が不可欠

　心臓震盪は、特定のタイミング（心臓収縮のための心筋の興奮が終わる直前）で、胸部に衝撃が加わったとき、心室細動という心臓の筋肉がけいれんしている状態となり、心臓が収縮できずに血液を送り出せない状態です。

　心臓震盪は、硬式野球やラクロスなどの硬いボールを使用する球技スポーツに多いとされていますが、サッカーやフットサルではボールだけでなく、接触プレーの際の相手の肘等による衝撃で発生する可能性もあります。

　心臓震盪は病気ではなく、だれにでも起こりうる事象です。これを治すためには、AEDを使用するしかありません。速やかにAEDを使用できるように、AEDの場所の確認と日頃からの心の準備が必要です。

　青山さんは、かつてAEDの講習会をしたことがあり、それが今回のスムースな対応につながったと思われます。

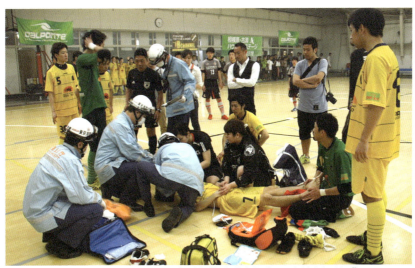

写真は救急隊の処置を受けている田中さん（写真提供：伊藤大和氏／フットサルタイムズ）
■田中さんの試合中の事故を伝えた報道番組：NHK「ニュースウォッチ9」2015年5月15日放送

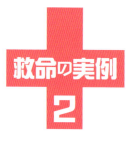

AEDボランティアがスタンドから現場に駆けつけ対応

救命の実例 2

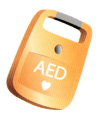

●呼吸停止からAEDの処置まで3分かからなかった！

　Jリーグの「ヴァンフォーレ甲府」の試合開催時には、2006シーズンから、AEDボランティアが試合会場の各所で見守っています。
　彼らは5名で構成され、AED、応急手当用品セット、無線機を持ち、観客に傷病者が発生した際には、スタンドから駆けつけ対応することになっています。
　2016年3月27日、山梨県甲府市の中銀スタジアムで開催された2016Jリーグヤマザキナビスコカップグループステージ第2節で、大宮アルディージャをホームに迎えた試合でのキックオフ直前のことでした。

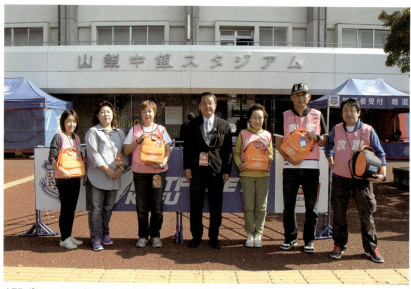

AEDボランティアの皆さん（2016年10月1日担当の皆さん）

❷ AEDボランティアがスタンドから現場に駆けつけ対応

「再入場口の外で女性が倒れている！」との警備員からの報告により、AEDボランティアが現場に急行し、家族に女性の状況を確認していると、別のAEDボランティア2名も到着。その場でただちに1名が心肺蘇生を行い、もう1名が携行したAEDを装着し、音声ガイダンスに従い心臓に電気ショックを2回与えました。

まもなく会場ドクターも駆けつけ、人工呼吸を行った結果、救急車が到着したときには、女性はすでに呼吸を回復していました。

AEDボランティアはその時のことを振り返り、「呼吸が止まってからAEDの処置を終えるまで3分はかからなかったと思います」と語っています。

このようなAEDボランティアの動きは、他のJクラブにも広まっており、2016年からJ3リーグに参戦している鹿児島ユナイテッドFC等でも活動しています。

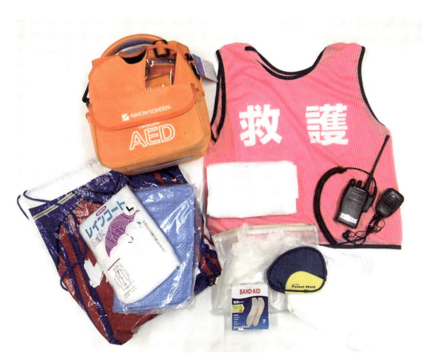

AEDや無線機など携行グッズ（写真提供：ヴァンフォーレ甲府）

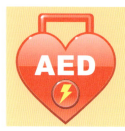

心停止からいのちを救うAEDを探そう！

● **自分が行動する範囲のAEDの正確な設置場所を知っておこう！**

　スポーツ現場の突発事故を未然に防ぐためには、**心停止の早期認識と通報、一次救命処置（心肺蘇生とAED）**を欠かすことはできません。

　そのため、日常生活の中で、学校、会社、競技場、市役所、駅、デパート、銀行、コンビニ等、さまざまな建物の入口に「**AED（自動体外式除細動器）**」のマークを見ることができますが、果たしてAEDそのものの正確な設置場所まで確認できているでしょうか？

　現在、日本国内には、50万台のAEDが設置されているといわれています。しかし、心停止となり、実際にAEDによる処置が必要となった傷病者にAEDが使用されたケースは、わずか4％の割合に過ぎません。

　その理由としては、「AEDを使用すべきだということがわからなかった」、「AEDの使用方法がわからなかった」、「AEDを使用する勇気がなかった」などが挙げられますが、大きな問題はまずは何よりも、**AEDがどの建物の中にあるのか、その建物の中の何階の、どのあたりにあるのかに気づかなかった**のです。

　あらかじめ正確な設置場所を知っておかなければ、緊急の際AEDを必要としている人の元へ届けることはできません。

　そこで、日頃、自分が行動する範囲のAEDの正確な設置場所を、**〈自宅周辺で2つ、自宅と学校／勤務先までの間で5つ、試合会場／練習場までの間で5つ〉**は知っておくようにしておきましょう。

　また、自分だけが知っているだけでなく、家族や知り合いとも、その情報をシェアしてください。その際、**一般財団法人日本救急医療財団**の「**全国AEDマップ**」で調べることも役に立つことでしょう。

> ▶一般財団法人日本救急医療財団「全国AEDマップ」
> https://www.qqzaidanmap.jp/

●自分の身のまわりにある AED リストを作ろう！

◎自宅周辺の AED の設置場所

1. 住所
   建物名　　　　　　　　　　　　　　　　　　　階
2. 住所
   建物名　　　　　　　　　　　　　　　　　　　階

◎自宅と学校／勤務先までの間の AED 設置場所

1. 住所
   建物名　　　　　　　　　　　　　　　　　　　階
2. 住所
   建物名　　　　　　　　　　　　　　　　　　　階
3. 住所
   建物名　　　　　　　　　　　　　　　　　　　階
4. 住所
   建物名　　　　　　　　　　　　　　　　　　　階
5. 住所
   建物名　　　　　　　　　　　　　　　　　　　階

◎自宅と試合会場／練習場までの間の AED 設置場所

1. 住所
   建物名　　　　　　　　　　　　　　　　　　　階
2. 住所
   建物名　　　　　　　　　　　　　　　　　　　階
3. 住所
   建物名　　　　　　　　　　　　　　　　　　　階
4. 住所
   建物名　　　　　　　　　　　　　　　　　　　階
5. 住所
   建物名　　　　　　　　　　　　　　　　　　　階

心停止からいのちを救うAEDを探そう！

スポーツ救命講習会テキスト				定価（本体1,000円＋税）		

2017年5月20日　第1版第1刷発行

著　者　池田　浩　　田中　裕　　大橋洋輝　　岡本　健
　　　　島田和典　　田中　奨　　平塚　進　　福島理文
　　　　古家信介　　松田　繁

編　集　公益財団法人日本サッカー協会医学委員会
発行者　福村　直樹
発行所　金原出版株式会社
　　　　〒113-0034　東京都文京区湯島2-31-14
　　　　電話　編集　(03) 3811-7162
　　　　　　　営業　(03) 3811-7184
　　　　FAX　　　　(03) 3813-0288　　　　　© 2017
　　　　振替口座　00120-4-151494　　　　　検印省略
　　　　http://www.kanehara-shuppan.co.jp/　　Printed in Japan

ISBN 978-4-307-00481-7　　　　印刷・製本／シナノ印刷
表紙イラスト © chab3 - Fotolia.com ／ © shin28 - Fotolia.com

JCOPY 〈(社)出版者著作権管理機構 委託出版物〉

本書の無断複製は著作権法上での例外を除き禁じられています。複製される場合は、そのつど事前に、(社)出版者著作権管理機構（電話 03-3513-6969，FAX 03-3513-6979, e-mail : info@jcopy.or.jp）の許諾を得てください。

小社は捺印または貼付紙をもって定価を変更致しません。
乱丁，落丁のものはお買い上げ書店または小社にてお取り替え致します。